SOCIÉTÉ FRANÇAISE DE PROPHYLAXIE

SANITAIRE ET MORALE

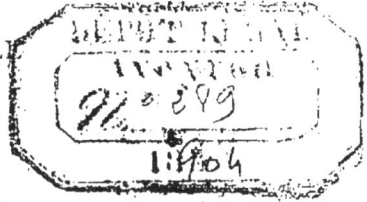

Ligue contre la Syphilis

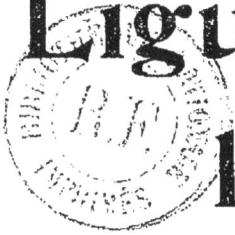

par le Professeur Alfred FOURNIER

MEMBRE DE L'ACADÉMIE DE MÉDECINE

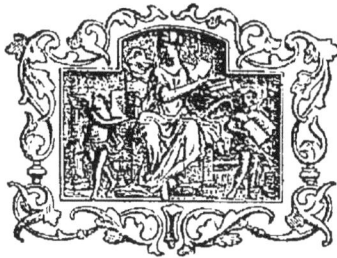

PARIS

LIBRAIRIE CH. DELAGRAVE

15, RUE SOUFFLOT, 15

1904

SOCIÉTÉ FRANÇAISE

DE

PROPHYLAXIE

SANITAIRE ET MORALE

Fondée le 31 Mars 1901

Présidée par M. le Professeur ALFRED FOURNIER

La Société Française de Prophylaxie Sanitaire et Morale a pour objectif l'étude des moyens de tout ordre propres à mettre en œuvre pour diminuer la fréquence des maladies vénériennes, et de la syphilis en particulier.

Elle tient ses séances le 10 de chaque mois, à 8 heures et demie du soir, dans une des salles de l'Ecole de Médecine, rue de l'Ecole-de-Médecine.

On est admis à faire partie de la Société sur la présentation de deux « parrains », déjà membres de la Société, qui garantissent l'honorabilité du candidat.

Tous les membres paient une cotisation annuelle de *dix francs*, et reçoivent le *Bulletin mensuel* de la Société.

S'adresser, pour tous renseignements :
Au Secrétaire général de la Société, M. le Dr BARTHÉLEMY, 21, rue de Paradis ;

Et, pour le versement des cotisations :
A MM. Dr Edmond FOURNIER, Trésorier, 77, rue de Miromesnil.

GENTIL (Lucien), Trésorier-adjoint, 10, rue Daubigny.

SOCIÉTÉ FRANÇAISE DE PROPHYLAXIE

SANITAIRE ET MORALE

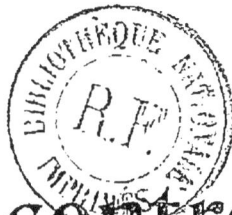

LIGUE
contre la Syphilis

Par le Pr Alfred FOURNIER

MEMBRE DE L'ACADÉMIE DE MÉDECINE

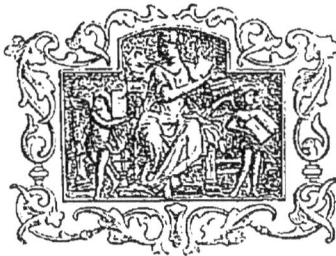

PARIS

LIBRAIRIE CH. DELAGRAVE

15, RUE SOUFFLOT, 15

1904

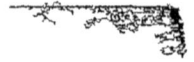

Ligue contre la Syphilis[1]

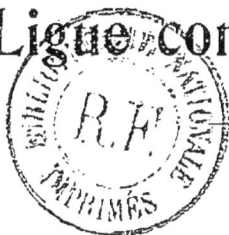

Messieurs,

Ce sera, certes, une note distinctive pour notre époque, ce sera même un honneur pour elle, d'avoir entrepris ce qu'on n'avait pas tenté de faire jusqu'alors, à savoir d'attaquer résolument deux des grands fléaux qui déciment l'humanité et d'avoir réuni contre eux l'effort collectif d'un groupe de combattants. Je veux parler des ligues qui se sont fondées ces dernières années contre l'*alcoolisme* et contre la *tuberculose,* et que vous connaissez trop bien pour que j'aie à faire autre chose que d'en produire ici le nom.

1. Conférence faite à l'hôpital Saint-Louis (avril 1901).

Or, il n'est pas que ces deux fléaux qui désolent les sociétés modernes. Il en est un troisième, non moins pernicieux; et celui-ci, vous le connaissez également de reste : c'est la syphilis, ou, pour mieux dire, c'est la syphilis flanquée de la blennorrhagie, dont le véritable pronostic n'a été révélé que par les travaux de l'époque contemporaine, dont la haute gravité n'est connue, pourrais-je dire, que depuis hier.

Aussi bien devait-il venir un jour où un effort de même ordre serait tenté contre cette troisième peste moderne, la syphilis, un jour où l'on se déciderait enfin — et vraiment ce n'est pas trop tôt — à s'armer en guerre contre elle, à sortir de la résignation passive d'autrefois et à se dire : « En voilà assez ! Il faut nous efforcer de nous défendre mieux qu'on ne s'est défendu jusqu'à présent contre un ennemi terrible qui fait tant et tant de victimes parmi nous, et cela dans toutes les classes de la société et à tous les âges de la vie. Nous avons la dure expérience que les vieilles méthodes, qui étaient censées nous protéger, restent impuissantes ou insuffisantes à cet égard, puisque voilà plus de quatre siècles que subsiste le mal français du moyen âge et qu'il a résisté à tous les efforts qu'ont tentés contre lui les générations précédentes. Essayons enfin d'autres moyens. Au lieu de nous confier à la seule imaginative de nos gouvernants et de nos administrations, faisons appel aux initiatives privées, et groupons ces initiatives en une *ligue*. Étudions, discutons par nous-mêmes les graves questions de prophylaxie où tant d'intérêts divers se trouvent en jeu, et faisons avec nos propres forces la guerre au fléau. »

Eh bien, ce jour n'est plus à venir, il est venu. Car, il y a trois semaines à peine, une centaine d'hommes appartenant non pas seulement à la profession médicale, mais aux mondes scientifique, littéraire, administratif, industriel, indépendant, libéral, etc., ont constitué une association, une œuvre qui, sous le nom de *Société de prophylaxie sanitaire et morale,* est une véritable *Ligue contre la syphilis.*

Aussi bien ne puis-je résister au désir de vous parler aujourd'hui de cette œuvre nouvelle, pour vous dire en quelques mots de quels sentiments elle est sortie, quel est l'objectif qu'elle a en vue, ce à quoi elle répond, quelles sont ses aspirations, ses espérances, bref ce qu'elle se propose comme programme d'études, et peut-être aussi comme réalisations pratiques.

I

Tout d'abord, quelle est la raison d'être de cette Ligue? Et quels motifs nous ont invités, puis décidés, presque contraints à la constituer?

Ces motifs sont multiples, et je n'abuserai pas de votre temps en les citant tous ici. Mais il en est trois principaux, trois majeurs pour le moins, que je vous signalerai, à savoir :

1° La fréquence considérable de la syphilis dans les sociétés modernes et dans toutes les classes, depuis les plus basses jusqu'aux plus élevées;

2° Les dangers de la syphilis, dangers que les progrès de la science nous montrent chaque jour plus nombreux et plus graves, jusqu'à élever cette redoutable infection au rang d'une véritable calamité sociale;

3° La démonstration empiriquement acquise de l'impuissance, tout au moins de l'insuffisance des moyens prophylactiques actuels pour endiguer et enrayer le fléau, étant données, vis-à-vis de lui, l'immobilité, la torpeur, j'allais dire la léthargie des pouvoirs publics, auxquels est confié le soin de nous protéger.

Quelques mots de justification à l'appui de ce qui précède.

I. — En ce qui concerne la *fréquence* de la syphilis, je n'aborderai pas le point de savoir si cette infection s'accroît numériquement parmi nous. Je suis persuadé qu'elle augmente, qu'elle fait aujourd'hui plus de victimes qu'il y a vingt, trente ou quarante

ans, et nombre de mes collègues des plus
autorisés le croient avec moi. Mais il me
serait impossible, et je pense qu'il ne serait
possible à personne d'établir cette preuve
par une statistique probante, les points de
repère nous faisant défaut pour instituer
un parallèle.

En tout cas, ce qui reste au-dessus de
toute contestation, c'est la fréquence considérable de la syphilis parmi nous. La démonstration de cette fréquence n'est plus à
faire. Un de nos distingués collègues des hôpitaux, M. le docteur P. Le Noir, qui a étudié
cette question de fréquence pendant neuf ans,
déclarait à la Conférence internationale de
Bruxelles que, « dans la population mascu-
line adulte de Paris, la proportion des sujets
syphilitiques avérés ne serait pas inférieure
à 13 p. 100 et, vraisemblablement, attein-
drait 15 p. 100 ». Pour la partie indigente
de la population, ajoutait-il, cette proportion s'élèverait même à 16 p. 100. On comp-
terait donc à Paris, approximativement,
rien que sur les adultes du sexe masculin,

125.000 syphilitiques. Je suis loin, pour ma part, de croire ces chiffres exagérés ; car, pour avoir étudié dans les hôpitaux *non spéciaux* cette même question du pourcentage des sujets syphilitiques, je suis arrivé à des résultats à peu près analogues (13 p. 100 en moyenne ; parfois 10 à 11 seulement ; quelquefois 14 et 15).

Or, environ 13 syphilitiques sur 100 adultes (hommes), n'est-ce pas énorme, n'est-ce pas navrant ?

II. — Faut-il, en second lieu, démontrer les *dangers* de la syphilis ? Certes, de tout temps la syphilis a été considérée comme grave. Mais combien plus grave doit-elle nous apparaître aujourd'hui, alors que le résultat des travaux scientifiques qui se sont produits depuis trente ou quarante ans a été de lui rattacher nombre de manifestations dont personne autrefois ne la jugeait coupable ! Sans exagération, on peut dire qu'il n'est pas de maladie dont le domaine se soit plus accru par une série d'*annexions*. Comparez simplement, pour vous en convaincre, la table des matières d'un traité de syphiligraphie de 1850 (tel que celui de Melchior Robert ou celui de Vidal, qui, je m'en souviens, étaient les deux classiques du jour, alors que j'étais étudiant) à celle d'un traité contemporain. Quelle différence de l'un à l'autre! Ce serait à croire qu'il ne s'agit plus de la même maladie dans le vieux et dans le jeune, tant abonde dans le jeune une foule de chapitres inabordés dans le vieux.

Syphilis cérébrale; — syphilis médullaire; syphilis du fond de l'œil; — syphilis laryngée; — syphilis pulmonaire; — syphilis cardiaque; — syphilis artérielle et veineuse; — syphilis hépatique; — syphilis rénale; — syphilis gastro-intestinale et rectale, etc., etc.; voilà autant de sujets qui, à peine indiqués ou même absolument passés sous silence dans les traités de 1850, composent la plus large part des traités actuels. — Or, est-il besoin de dire, comme conséquence, qu'avec chacune de ces annexions nouvelles le pronostic de la syphilis est allé se chargeant, se modifiant et s'assombrissant?

De même, connaissait-on autrefois le bilan épouvantable de l'hérédité syphilitique? Se rendait-on compte notamment de l'incroyable mortalité des enfants issus d'ascendants syphilitiques? Qui croyait, il y a vingt cinq ans, quinze ans même, à la syphilis héréditaire *tardive* ?

A fortiori, qui eût accueilli sans sourire l'hypothèse d'une syphilis héréditaire de *seconde* génération?

Et ce n'est pas tout, certes. Car au pronostic de la syphilis proprement dite est venu s'adjoindre récemment celui de la *parasyphilis*. Je m'explique.

Il est devenu certain de fraîche date, et il est accepté généralement aujourd'hui, que quelques affections qui sévissent avec une très notable fréquence sur les sujets syphilitiques sont les conséquences de la syphilis, sans être syphilitiques autrement que d'origine, et c'est à elles qu'on a donné le nom de parasyphilitiques. Or, ces affections parasyphilitiques, au moins pour la plupart, apportent au pronostic propre de la syphilis un très lourd et redoutable appoint, et cela pour trois raisons :

De par leur gravité propre ;

De par leur grande fréquence ;

De par la faillite du traitement antisyphilitique vis-à-vis d'elles ; j'entends de par ce fait qu'elles ne sont pas influencées curativement par le mercure et l'iodure de potassium à la façon des affections syphilitiques vraies.

Faut-il, comme exemples, vous citer les trois types principaux de la parasyphilis ?

Ces trois types sont le tabes, la paralysie générale et la leucoplasie buccale, — avec sa conséquence si habituelle, le cancer de la langue ; — toutes affections *incurables* par excellence, toutes affections à pronostic inexorable !

En sorte que l'annexion de la parasyphilis à la syphilis a chargé cette dernière de nouvelles et écrasantes responsabilités. Si bien, en somme, que la syphilis, telle qu'il nous faut l'envisager actuellement, est très différente, au point de vue pronostique du moins, de la syphilis telle que pouvaient la considérer nos pères et telle que nous la connaissions encore il y a vingt ans. On pourrait dire sans exagération que la syphilis, pour nous aujourd'hui, est dix fois plus grave qu'elle ne l'était pour nos prédécesseurs.

Deux exemples ou plutôt deux considérations pour vous convaincre :

1° Il y a trente ou quarante ans, on pouvait croire et l'on croyait en avoir fini avec la syphilis au prix d'un traitement de quelques mois. « Six mois de traitement mercuriel, disait-on, suivis de trois mois de cure iodurée, voilà de quoi guérir la vérole. » Eh bien, quel est le médecin de nos jours qui se satisferait pour ses malades d'un traitement aussi écourté? On en est aujourd'hui aux traitements de plusieurs années; on veut des traitements *chroniques*. Pas de dépuration réelle, dit-on, sans une cure longuement et très longuement poursuivie.

2° Il y a trente ou quarante ans, on laissait sans crainte un syphilitique se marier après neuf, dix, quinze mois consacrés à un traitement mercuriel et ioduré, d'autant plus que les accidents secondaires étaient alors considérés comme non contagieux. Aujourd'hui, on ne permet le mariage aux syphilitiques qu'après *plusieurs années* de traitement.

Lorsque, en 1880, dans la première édition de mon livre sur *Syphilis et Mariage,* je réclamais de tout malade syphilitique un stage thérapeutique minimum de trois ans avant qu'il eût le droit de songer au mariage, on se récria et l'on me dit : « Trois ans avant de songer au mariage! Mais c'est excessif, exorbitant, inutile, » etc., etc. Or, que vois-je aujourd'hui? Nombre de mes collègues, devenus bien plus exigeants que moi, n'acquiescent pas au mariage de leurs clients à moins de quatre, cinq et six années de traitement!

Qu'est-ce que cela veut dire? Cela veut dire qu'avec l'expérience des choses et pour les diverses raisons que j'énumérais précédemment, on a jugé le pronostic de la maladie de plus en plus sérieux, puisqu'on a cru prudent de la traiter de plus en plus longuement et d'exiger des malades, avant de leur accorder l'admissibilité au mariage, un stage de dépuration de plus en plus prolongé.

III. — Un troisième motif, enfin, nous a décidés à ne plus retarder davantage la fondation de notre ligue, à savoir : *l'insuffisance des moyens prophylactiques actuels.*

C'est que vraiment, après tant et tant de déceptions que nous avons subies, ce serait un leurre d'attendre plus longtemps des pouvoirs publics une initiative dans le sens de réformes, d'améliorations, d'innovations à introduire dans le régime prophylactique actuel.

Les pouvoirs publics et administratifs semblent, je ne voudrais pas dire indifférents à l'ordre de questions qui nous occupent, mais étrangers aux inquiétudes qu'éveille parmi nous, en ce qui concerne ces questions, le déplorable spectacle auquel nous [assistons, nous médecins. Et en voici la preuve, ou, pour mieux dire, en voici quelques preuves.

En 1887, l'Académie de médecine s'émut de cet état de choses, et nomma une commission chargée de lui présenter un rapport sur ce qu'il y aurait à faire en vue de diminuer la fréquence de la syphilis et des maladies vénériennes. La commission se mit à l'œuvre et, longuement, laborieusement, prépara ledit rapport. L'Académie, à son tour, discuta la question plusieurs mois et finit par se mettre d'accord *à l'unanimité* sur un ensemble de « résolutions touchant la prophylaxie publique de la syphilis ». Puis, ce projet fut envoyé à qui de droit, c'est-à-dire aux autorités ministérielles. Or, qu'en est-il advenu? Voilà *treize ans* qu'il dort, dans les cartons d'un ministère, d'un paisible sommeil que personne n'a jamais songé à interrompre et qui sera très vraisemblablement pour lui le sommeil de l'éternité.

De même que l'Académie, la Conférence

internationale de Bruxelles, « estimant qu'une connaissance approfondie de la vénéréologie constitue un des moyens les plus sérieux pour combattre efficacement la propagation des maladies vénériennes », avait réclamé des pouvoirs publics diverses réformes ou innovations dans cet enseignement spécial (ouverture de nouveaux services, création de chaires nouvelles dans toutes les Facultés, examens spéciaux, stage obligatoire de quelques mois dans les hôpitaux spéciaux, etc., etc.). Or, qu'a-t-on fait, comme réponse à cette bien modeste requête qui, sans nuire à personne, était de nature à profiter à tout le monde? Rien.

Parlerai-je de nombre de commissions qui, soit au Conseil municipal de Paris, soit ailleurs, ont également élaboré des « projets » sur ces mêmes matières? Qu'est-il advenu de tous ces projets? Toujours rien.

En haut lieu, c'est-à-dire au Parlement, on n'est guère disposé à discuter et à légiférer sur toutes choses relatives à ce qui nous intéresse en l'espèce. De cela j'ai eu

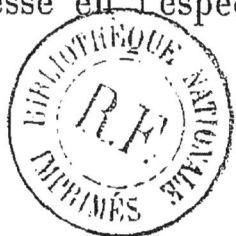

maintes fois la preuve pour ma part, en causant avec des amis, députés ou sénateurs, dont j'appelais l'attention sur ces questions, notamment sur la « loi de police sanitaire » qu'avait énergiquement réclamée l'Académie en 1887. « Sans doute, me répondaient-ils tous presque invariablement, vous avez pour vous les meilleures raisons du monde, auxquelles nous ne contredisons pas. Mais ces choses-là *ne nous regardent pas;* elles regardent les administrations municipales, les maires, la police surtout. Tenez! adressez-vous à la police pour régler votre prophylaxie sanitaire comme vous l'entendrez, c'est-à-dire au mieux des intérêts de tous. La police a des règlements, elle est armée pour cela, et c'est elle qui, mieux que nous, peut vous donner satisfaction. »

Vous allez me dire que cependant, ces dernières années, on a traité de « ces choses » à la Chambre haute, au Sénat. C'est vrai, mais qui avait eu l'initiative et le pouvoir d'introduire la question à l'ordre du jour du Sénat? Un sénateur et, de plus, un curieux de ces matières, un convaincu, un apôtre, M. Bérenger. Il lui a fallu, certes, pour se faire écouter, toute l'autorité de sa situation et tout le respect dû à l'auteur de la plus belle et la plus charitable loi du siècle dernier, la loi dite Bérenger, loi du pardon généreux pour la première faute.

Aussi bien, pour toutes ces raisons, les hommes qui ont à cœur de tenter quelque chose de nouveau pour la prophylaxie ont-ils fini par se dire, de guerre lasse : « Puisque nous n'avons pas à compter sur les autorités, ne comptons que sur nous-mêmes et faisons appel à l'initiative privée. Réunissons-nous, groupons-nous, discutons entre nous sur les réformes ou les innovations susceptibles de profiter à notre cause, qui est celle de l'intérêt de tous.

« Bien évidemment l'opinion publique n'est pas encore faite sur la question; eh bien, essayons de la faire en créant une agitation sur ces matières d'ordre spécial, en constituant pour elles un foyer d'études et un centre de propagande.

3

« Bien évidemment aussi, le Parlement n'est pas avec nous aujourd'hui, mais il viendra à nous quand sa religion sera mieux éclairée sur les dangers de la syphilis et sur les bienfaits à attendre d'une prophylaxie publique sagement organisée.

« D'ailleurs, dans la masse des progrès à réaliser, il en est auxquels nous pouvons travailler par nous-mêmes et de nos propres forces.

« Bref, il est un gros effort à tenter pour la sauvegarde de nos concitoyens, et plus encore pour la protection des femmes, des familles et des enfants. Cet effort, tentons-le! »

Eh bien, c'est de tels sentiments qu'est issue la fondation de la Société nouvelle dont j'ai l'honneur de vous entretenir.

II

Cette Société, maintenant, laissez-moi vous en dire quelques mots.

Je ne vous parlerai certes ici ni de ses
statuts (qui sont simplement ceux de toute
société scientifique ou charitable), ni de
son organisation matérielle et de son mode
de fonctionnement. Cela ne vous intéresse-
rait pas.

Mais je vous parlerai de son objectif, de
ses aspirations, de ses espérances, voire de
ses ambitions.

Tout d'abord, quel est son but? — Son
but, sommairement, le voici :

1° Réunir un grand nombre de membres,
composé non pas seulement de médecins,
mais d'hygiénistes, de jurisconsultes, d'ad-
ministrateurs, de sociologues, de philosophes, de penseurs, de tous hommes qu'ins-
pire l'esprit de progrès, de justice et de
charité, de façon à pouvoir profiter de *toutes
les compétences* pour examiner sous toutes
leurs faces les graves et complexes questions qu'elle se propose de mettre à l'étude;

2° Présenter ainsi au public, pour ces diverses questions, des solutions bien étudiées,

approfondies, mûries, et surtout d'application pratique ;

3° Conquérir une puissance morale par laquelle elle puisse agir, voire au besoin faire pression sur les pouvoirs publics et les administrations ;

4° Initier le public à ce qu'il a besoin de savoir relativement aux dangers de la syphilis et relativement aux modes multiples, divers et la plupart ignorés, de dissémination de la maladie ;

5° Enfin, pour l'avenir, si les ressources pécuniaires qu'elle pourra réunir par voie de cotisations, de dons ou de legs, le lui permettent, sortir de la phase théorique pour entrer dans la voie des réalisations pratiques ; — c'est-à-dire payer d'exemple par quelques *fondations modèles,* telles que création de dispensaires médicaux en harmonie avec les données de la prophylaxie, ou bien d'asiles, d'œuvres de protection pour les jeunes filles, d'œuvres de relèvement pour les déchues, d'écoles professionnelles, etc.; — en résumé, faire *en petit* ce qu'il conviendrait de faire *en grand* pour combattre efficacement et la syphilis et la grande pourvoyeuse de la syphilis, à savoir la prostitution.

III

Cela dit d'une façon générale, précisons maintenant.

L'ennemi que nous avons en vue, que nous entendons combattre, c'est la syphilis, avec sa grande pourvoyeuse (je répète le mot à dessein), la prostitution.

Or, lorsqu'on étudie les multiples moyens qui peuvent concourir à la prophylaxie de la syphilis, on arrive forcément à reconnaître que ces moyens (sans parler de quelques-uns d'ordre accessoire ou indirect) se répartissent en trois groupes de la façon que voici :

1° Moyens d'*ordre moral et religieux;*

2° Moyens de *répression administrative;*

3° Moyens d'*ordre médical,* constituant ce que j'ai appelé la prophylaxie par le traitement.

Quelques mots sur chacun de ces trois groupes.

I. — Très respectueusement j'ai placé en vedette et en tête de cette triade les moyens d'ordre moral et religieux, parce que de tous ce sont, je ne dirai pas les plus dignes (tous sont également dignes de par le but qu'ils se proposent), mais les plus naturels, les plus simples, ceux qu'on pourrait dire primordiaux, en ce sens qu'ils pourraient dispenser de tous les autres.

A coup sûr, il n'est pas, pour combattre efficacement la syphilis, que le mercure et l'internement des prostituées malades. La morale et la religion ont certes bien aussi en l'espèce leur rôle préventif et protecteur. Évidemment, rien de plus élevé que de viser à l'extinction de la syphilis par le relèvement moral, l'épuration des mœurs, la conscience du devoir, le respect de la jeune fille, les unions précoces et, comme le disait à la Conférence de Bruxelles une très digne femme que nous avions plaisir à entendre, par « le mariage à vingt-cinq ans entre deux conjoints également chastes, également purs, également dignes l'un et l'autre de la fleur d'oranger ».

Assurément encore, rien de plus radical, au moins théoriquement, comme prophylaxie, car il est bien certain que, s'il s'opérait un retour de l'humanité vers l'innocence et l'âge d'or, les jours de la syphilis seraient comptés.

Seulement, — oh! il y a un gros seulement en l'espèce, — je ne vois guère que, à l'âge de fer où nous sommes arrivés, dans la société quelque peu gangrenée où nous vivons, on se préoccupe bien activement de morale, surtout par rapport au sujet spécial qui nous intéresse pour l'instant. Je n'entends guère autour de moi prêcher continence, chasteté, vertu, respect de la femme, mariage précoce, etc., etc. Notre littérature et notre théâtre principalement vivent sur

de tout autres sujets, où l'adultère partage la
première place avec les exploits du « vieux
marcheur ». Dans nos écoles, et surtout dans
nos grandes écoles, on s'occupe beaucoup
plus d'instruction que d'éducation. Restent
bien encore, dans les classes bourgeoises,
quelques foyers familiaux où la mère sert
d'éducatrice morale à l'enfant de par son
exemple et son doux enseignement. Mais
dans le peuple, où le dur souci du pain quotidien tient le père et la mère éloignés de
leur ménage, où le foyer domestique n'existe
pas, que devient l'éducation morale de l'enfant et, plus encore, du jeune homme?

En sorte qu'il nous est bien permis à nous,
médecins, qui, du fait de notre profession,
recevons les confidences des faiblesses hu-
maines, de croire que, si la syphilis n'est
destinée à disparaître que par l'ordre des
moyens en question, elle a encore devant
elle une longue ère de prospérité; — et que,
s'il nous faut attendre, pour assister à son
extinction, « le jour de Celui qui détruira
l'empire du péché dans le monde », comme

l'a dit Mme Joséphine Butler, il serait souverainement imprudent de confier la sauvegarde de nos concitoyens à l'influence exclusive d'une prophylaxie de ce genre, dont les résultats efficaces menacent d'être singulièrement tardifs.

Bien loin de moi, toutefois, l'intention de méconnaître les services que peut rendre à l'œuvre commune l'éducation morale et religieuse. La syphilis, dirai-je même, ne peut avoir de pire ennemie. Aussi bien serait-ce avec grand bonheur que je verrais prendre rang dans notre ligue tous ceux auxquels revient le grand honneur de prêcher professionnellement la bonne parole, c'est-à-dire le prêtre, le pasteur, le rabbin, l'instituteur, l'institutrice, et j'appelle de tous mes vœux leur concours. Leur venue parmi nous ne ferait pas que nous honorer; elle nous serait particulièrement précieuse à tous égards, et tout particulièrement, par exemple, pour la fondation de certaines œuvres charitables de préservation ou de relèvement moral dont j'aurai bientôt à parler, cela en raison et de leur autorité et de leur compétence spéciale en la matière.

II. — Les moyens du second ordre ressortissent à la *prophylaxie administrative* et *policière*.

Que n'a-t-on pas dit et écrit pour ou contre l'intervention administrative en fait de prophylaxie spéciale !

La légitimité et l'utilité de cette intervention ressortent de raisons diverses qu'il serait superflu de reproduire une fois de plus et dont je ne citerai, comme exemples, que les deux suivantes, à savoir :

1° Fréquence considérable des affections vénériennes chez les prostituées *clandestines*, c'est-à-dire non soumises à la réglementation.

D'après diverses statistiques, on a vu cette fréquence s'élever à 25, 29, 32, 33, 43, voire 48 pour 100. — En autres termes, sur cent femmes non inscrites arrêtées pour provocation sur la voie publique, on en trouve plus d'une trentaine en état de maladie, à savoir le tiers environ, et quelquefois davantage.

Dans la seule année 1897, à Paris, les arrestations d'insoumises ont fourni un contingent de 873 malades (Le Pileur). Est-ce donc un faible service rendu à la population parisienne que d'avoir débarrassé le trottoir de 873 filles qui n'aspiraient à rien moins que contaminer le plus grand nombre possible de passants?

Allez dire après cela que la réglementation « ne fournit qu'une protection trompeuse et illusoire » !

L'ingérence de la police dans les actes extérieurs de la prostitution a été dénoncée comme constituant un « abus de pouvoir », et même une « violation de la liberté individuelle ». En vérité, la liberté d'envéroler des passants racolés sur la voie publique me paraît aussi peu respectable que la liberté de circulation pour le chien enragé.

Donc, je ne dirai pas seulement que la société est en droit de se défendre contre la prostituée malade qui distribue la vérole à

tout venant ; je dirai qu'elle a l'*obligation,*
le *devoir* de se protéger contre elle au nom
de l'intérêt général.

2° Seconde considération, que je vous prie
de bien méditer, car elle me paraît décisive
en l'espèce.

La syphilis ne frappe pas que les sujets
qui s'y exposent ; elle frappe aussi, et en
plus grand nombre, *ceux qui ne s'y exposent pas.*

Pour les premiers je comprendrais à la
rigueur — et encore ! — cet argument favori
des antiréglementaristes : « A quoi bon une
réglementation au bénéfice de gens qui
auraient un bien meilleur moyen de se protéger eux-mêmes en ne s'exposant pas ? »

Mais un tel argument ne tient pas à l'é-
gard de ceux qui contractent la syphilis *sans
s'y être exposés.* Or, ceux-là sont précisé-
ment les plus intéressants de tous, car ceux-
là sont les femmes honnêtes, les femmes
mariées qui reçoivent la syphilis de leur
mari, et les enfants qui la reçoivent de leurs
parents. — Eh bien, je dis que la société

n'a pas le droit de se désintéresser de ces victimes *innocentes* du fléau.

J'ajouterai même, et ceci, croyez-le, n'a rien d'exagéré : la société n'a pas le droit de se désintéresser de l'intérêt général, de l'intérêt de la *nation*. Ai-je besoin, en effet, de rappeler que la syphilis tue les enfants par hécatombes (48 pour 100 dans la clientèle de ville, 84 et 86 pour 100 à Saint-Louis et à Lourcine)? Eh bien, est-ce que cela ne constitue pas une perte sèche pour la population? Est-ce que la moitié ou le tiers des enfants qu'aura tués la syphilis cette année, je suppose, n'auraient pas été des *conscrits* dans vingt ans? Nous n'avons donc pas le droit, me semble-t-il, de faire bon marché des intérêts de la patrie, alors surtout que notre population décroît, tandis que celle des nations voisines augmente.

Conclusion : la réglementation est nécessaire et s'impose au nom de l'intérêt commun.

Mais, si la prophylaxie administrative est

légitimée par l'intérêt public, l'esprit public, d'autre part, la veut *légale* et *humanitaire,* à savoir :

Légale, de par la substitution de la loi à l'arbitraire, du droit commun au pouvoir discrétionnaire de l'administration ;

Humanitaire, de par la substitution de l'hôpital à la prison pour les filles malades, dont l'internement est exigé par la sauvegarde de la santé publique.

Ainsi, à ne citer que deux exemples, l'esprit public se révolte à la pensée qu'une femme, si bas tombée soit-elle, puisse être exclue du droit commun et soumise à l'inscription avec ce qui s'ensuit par un pouvoir autre que l'autorité judiciaire (ce que, d'ailleurs, un préfet de police avait reconnu lui-même en 1879 devant une commission du Conseil municipal de Paris). Le tribunal de droit commun succédant à la juridiction du bureau des mœurs, voilà une réforme qui s'impose.

Et, de même, l'esprit public se révolte à la pensée qu'une fille malade, à qui l'on n'a

à reprocher que sa maladie, soit internée
dans une prison et soumise à la discipline,
aux rigueurs, aux vexations du régime péni-
tentiaire, voire, comme à Paris, sous le
même toit que les voleuses et les criminel-
les. Internement, soit! puisque cela est nécessaire, mais internement sous forme d'hospitalisation pure et simple, d'hospitalisation
tolérante, éclairée et surtout charitable.

Voilà certes autant de réformes que réclamera notre ligue.

Ce n'est pas tout. Car, sans viser au rôle
de prophète, je m'attends bien à ce qu'elle ne
tarde guère à demander d'autres réformes,
et des plus nécessaires, à l'administration et
aux pouvoirs publics. Ainsi :

1° Avec l'Académie de médecine, j'en
suis bien sûr, elle réclamera la fermeture
de ces brasseries à inviteuses, de ces débits
de vin à arrière-boutique réservée à la prostitution, qui sèment à la fois dans le public
et la syphilis et l'alcoolisme;

2° Avec la Conférence de Bruxelles, qui

m'a fait l'honneur de voter à l'unanimité la
motion que je lui avais soumise, elle émet-
tra le vœu « que les. gouvernements usent
de tous leurs pouvoirs en vue de supprimer
d'une façon absolue la prostitution des filles
mineures. »

J'ajouterai incidemment à ce dernier pro-
pos : N'est-il pas navrant de voir la prostitution s'exercer à l'âge de l'innocence, c'est-à-
dire à dix-huit ans, seize ans, quatorze ans?
Mais n'est-il pas plus lamentable encore,
n'est-il pas monstrueux de voir cette prostitution tolérée par les pouvoirs publics,
quelquefois même admise dans les rangs de
la prostitution réglementée?

Est-ce que vraiment, dans cet âge encore
tendre de la vie, à dix-huit, seize, quatorze
ans, la gangrène morale est au-dessus de
tout remède?

Est-ce que tout retour vers une autre exis-
tence est interdit à ces prostituées du jeune
âge?

Est-ce qu'en tout cas le devoir de la société ne serait pas de tenter un effort pour

empêcher ces fillettes, presque ces enfants, de s'enliser davantage dans la fange de la corruption et du vice?

L'initiative et la charité privées ne pourraient-elles pas créer pour ces pauvres filles des asiles de sauvetage qui seraient à la fois et des maisons de relèvement moral et surtout des écoles professionnelles? Car, d'après ce que m'a appris mon expérience personnelle sur ce triste sujet, je crois que le plus grand service qu'on puisse rendre à une prostituée du jeune âge, c'est de lui apprendre un *métier*. Combien de mes malades d'hôpital, en effet, ne m'ont-elles pas dit ceci :

« Ah! monsieur le docteur, si l'on m'avait appris à gagner 3 francs par jour, jamais l'idée ne me serait venue de descendre sur le trottoir. Car, pour ce que j'y trouve d'agrément!... »

Réprimer la prostitution, c'est fort bien; — mais la prévenir serait encore mieux. Nul doute, en conséquence, qu'à ce point de vue préventif les sociologues, les moralistes,

les philosophes qui nous feront l'honneur
d'entrer dans notre ligue, ne viennent agiter
devant nous les grandes et inépuisables
questions sociales des *origines de la prostitution* et des moyens capables de la restrein-
dre, par exemple :

Question du paupérisme féminin ;

Question du salaire des femmes, récemment étudiée encore dans quelques beaux
livres, tels que celui de M. Ch. Benoist sur
les *Ouvrières de l'aiguille à Paris* et dans
celui de M. d'Haussonville sur *Salaires et
misères de femmes ;*

Accès des carrières libérales rendu de
plus en plus facile aux femmes ;

Réformes dans l'éducation des jeunes filles, que, par fausse pudeur, par pruderie
plutôt, on laisse ignorantes des dangers qui
les menacent et qui restent, par consé-
quent, désarmées devant ces dangers ;

Éducation professionnelle des jeunes filles ;

Recherche de la paternité, réforme qui,
sans doute, diminuerait le nombre des sé-
ductions suivies d'abandon ;

Responsabilité du dommage fait à autrui par contamination vénérienne, etc., etc.

Nul doute, également, qu'une aspiration de notre ligue ne soit d'attaquer la prostitution par des œuvres de charité, œuvres de prévention ou de relèvement. Or, bien à regret, je constate que nous nous sommes laissé devancer sur ce point par quelques nations voisines. Non pas que nous n'ayons dans notre pays quelques-unes des œuvres en question, dues surtout à de nobles femmes auxquelles j'adresse ici l'hommage de ma très respectueuse admiration. Mais, d'après ce que m'ont appris mes lectures, il en existe bien davantage à l'étranger, et de divers ordres, fonctionnant, par exemple, sous les noms d'écoles professionnelles pour les femmes, d'agences de placement pour les jeunes filles, d'agences de placement dans les familles, d'Union internationale des amis de la jeune fille, de « homes » pour institutrices et domestiques sans place, de sociétés de sauvetage, d'Œuvre des arrivantes à la gare, d'Œuvre de minuit, de refuges, d'asiles de nuit, d'œuvres des libérées, des filles repenties, etc.

Le très vénérable pasteur Pierson m'a dit avoir à lui seul sous sa tutelle, en Hollande, six établissements de sauvetage pour les prostituées, les filles-mères et leurs enfants, les jeunes filles, les filles moralement abandonnées, etc., etc.

Il n'est que temps pour nous de reprendre notre place dans ce record de charité.

III. — Reste enfin la prophylaxie médicale.

Je ne dirai pas, car c'est évident, que la prophylaxie médicale constitue une active et puissante sauvegarde contre la syphilis et les affections vénériennes; mais je dirai que, dans l'état actuel des choses, elle en constitue la sauvegarde *principale*.

Et, en effet, traiter la syphilis, ce n'est pas seulement guérir des malades, c'est aussi tarir les sources de la contagion syphilitique.

Or, à cet égard, est-ce que notre organisation médicale est ce qu'elle pourrait être,

ce qu'elle devrait être par rapport à la prophylaxie?

Non, cent fois non, répondrai-je. Et je
n'aurai pas de peine à le démontrer.

Tout d'abord, concevez bien ceci, car c'est
là un fait majeur en l'espèce : autre chose est
de traiter tel ou tel accident de la syphilis, et
autre chose de traiter la syphilis. Pour guérir un accident syphilitique, il suffit d'une
cure de quelques semaines ou de quelques
mois, et nous avons pour cela nos hôpitaux
qui sont parfaits. Mais, pour guérir la syphilis, il faut un traitement de longue haleine,
devant être prolongé plusieurs années. Or,
est-ce qu'une hospitalisation de plusieurs
années est un fait réalisable? Il n'y faut pas
songer. Ce n'est donc pas avec des hôpitaux,
comme je l'ai dit et répété à satiété, qu'on
peut guérir la syphilis.

Mais, objectera-t-on, nos hôpitaux ont
aussi des *consultations externes* qui fonc-
tionnent tous les jours.

Certes oui; mais, telles qu'elles fonction-
nent actuellement, nos consultations exter-

nes pour la syphilis et les affections vénériennes sont bien plutôt faites pour en
dégoûter et en détourner les malades que
pour les y attirer et surtout les y retenir.
Et cela pour nombre de raisons que j'ai
longuement étudiées ailleurs[1] et qu'il suffira
de rappeler ici sommairement, à savoir :

1° Parce que lesdites consultations sont
insuffisantes comme nombre et conséquem-
ment encombrées, encombrées à l'excès ;

2° Parce qu'au lieu d'être gratuites, elles
sont (comme je l'ai démontré chiffres en
mains) *payées* et chèrement payées par les
malades, à qui elles coûtent le plus souvent
une demi-journée de leur salaire. On ne
leur prend pas d'argent, c'est vrai, mais on
leur prend leur temps (en moyenne deux,
trois ou quatre heures d'attente), ce qui revient au même pour des gens qui vivent de
leur temps ;

---

1. A. FOURNIER, *Prophylaxie de la syphilis par le traitement* (*Bull. de l'Acad. de méd.*, 14 et 21 nov. 1899). — Mé-
moire reproduit dans mon volume sur la *Prophylaxie de
la syphilis* (Rueff, 1903).

3° Parce qu'enfin, sous leur forme actuelle, elles sont déplaisantes, inconvenantes, vexatoires, odieuses de par la promiscuité, de par le déshabillage en commun, de par l'interrogatoire en public, de par l'énoncé public du traitement, et surtout de par la *confession publique de la syphilis*[1]*!*

1. *Confession publique de la syphilis,* ai-je dit ; et, en effet, voici comment les choses se passent dans nôs consultations d'hôpital, par exemple à la consultation de l'hôpital Saint-Louis :

Une énorme salle. Au centre, une grande table, autour de laquelle se groupe le service. Derrière cette table, 30, 40, 50 étudiants en médecine ou médecins. Devant, une trentaine ou une quarantaine de consultants, les uns se déshabillant, les autres attendant l'ordonnance qui vient de leur être prescrite, les autres déshabillés, demi-nus, et attendant leur tour de consultation. Ces derniers se pressent, s'entassent devant moi, car c'est à qui, naturellement, passera le plus tôt, tout le monde étant pressé. Eh bien, l'un d'eux, je suppose, se présente à moi avec une éruption ou des lésions buccales qu'au premier coup d'œil j'ai lieu de croire ou de supposer syphilitiques. Alors s'engage de lui à moi, publiquement, le dialogue que voici :

« Mais ce que vous me montrez là, mon ami, c'est de la syphilis.

— De la syphilis? Comprends pas.

— De la vérole, si vous aimez mieux.

— De la vérole? Mais...

— Voyons! Il faut, pour avoir cela, que vous ayez eu un

De telles consultations se prêtent aussi peu que possible au traitement de la syphilis, et voici pourquoi :

Pour donner une consultation à un malade relativement à un accident syphilitique actuel, il suffit (sauf exceptions rares) de quelques instants, parce qu'on a la lésion, le symptôme sous les yeux, parce que le diagnostic en peut être fait *de visu* et le traitement prescrit *illico*. Mais c'est une tout

chancre il y a quelques mois ; un chancre, c'est-à-dire une plaie à la verge, une maladie de femme.

— Ah ! oui, monsieur, en effet, j'ai eu un bouton à la verge.

— Et après ? »

Et ainsi de suite. Je vous fais grâce du reste, messieurs, car vous connaissez comme moi le surplus de l'entretien.

Or, cet entretien, n'aurait-il lieu qu'à demi-voix, est forcément entendu, perçu par tout l'entourage qui, curieusement, regarde, écoute, *épie,* me voit examiner la verge, la bouche, l'anus, et qui, somme toute, *comprend*.

En sorte que la syphilis du consultant, soit avouée par lui, soit découverte par l'interrogatoire du médecin, devient un fait *de notoriété publique*. En sorte que la syphilis de cet homme ou de cette femme (car la scène que je viens de vous décrire est exactement la même pour les deux sexes) se trouve révélée à tout le groupe des assistants, à la merci desquels en reste la divulgation possible.

D'après cela, le mot de *confession publique de la syphilis* a-t-il rien d'exagéré?

autre affaire que de donner un avis utile et
motivé à un malade qui, je suppose, n'ayant
plus *rien*, vient demander s'il doit encore se
traiter, et comment. Besoin est alors d'un
examen bien autrement long. Il faut, en
telle situation, reconstituer tout le passé du
sujet au double point de vue pathologique
et thérapeutique, c'est-à-dire savoir ce qu'il
a eu, quelle a été sa syphilis, et ce qu'il a
déjà fait comme traitement, quand il l'a fait,
et comment, et combien de temps, etc. Eh
bien, ce double bilan à établir réclame pour
le moins (j'en ai l'expérience) plusieurs mi-
nutes, de cinq à dix en moyenne, étant
donné qu'on n'a pas toujours affaire à un
individu intelligent et à souvenirs précis.
Or, a-t-on matériellement la possibilité d'accorder ce temps à un seul malade, alors
qu'on a sur les bras une consultation de
deux cents à deux cent cinquante malades,
surtout si la même besogne doit se reproduire dix ou vingt fois au cours de cette
consultation?

Aussi bien le traitement de la syphilis

(je dis toujours *de la syphilis*, et non pas d'un accident syphilitique) est-il forcément sacrifié, tout au moins n'est-il pas ce qu'il devrait être, dans notre organisation actuelle.

Et de même pour la blennorrhagie, et de même surtout pour la *blennorrhée*, dont la cure est si difficile, si particulièrement minutieuse et délicate. Dans ces mêmes consultations, a-t-on le temps matériel de rechercher le *pourquoi* de la résistance d'une affection de l'urètre, d'explorer un urètre, de pratiquer un lavage, une instillation? D'autant que, dans nos hôpitaux, le personnel médical de consultation varie normalement d'un jour à l'autre. Et alors, qu'arrive-t-il? Si je juge aujourd'hui qu'un malade a besoin d'un lavage urétral quotidien, un de mes élèves lui fera aujourd'hui ce lavage; mais qui le lui fera à la consultation de demain, où je ne serai plus?

En sorte que ces traitements spéciaux ne seront jamais ce qu'ils doivent être que le jour où, rompant avec la vieille routine, on

les organisera sur un plan tout différent. Et
c'est pour cela que depuis longtemps j'ai
réclamé une réforme absolue dans nos consultations externes, réforme que l'expérience et le bon sens rendent nécessaire.

Il faudrait, à mon sens, que le traitement
des affections vénériennes eût pour organes
des *dispensaires spéciaux* rattachés à nos hôpitaux ; — dispensaires multiples, et métho-
diquement répartis dans les divers quartiers
de la capitale, en vue d'éviter aux malades
de longs déplacements et des pertes de temps
considérables ; — dispensaires fonctionnant
à jours et heures propices aux malades, voire
peut-être *le soir,* si une expérience tentée en
ce sens était bien accueillie du public pari-
sien ; — dispensaires fonctionnant avec *dis-
tribution gratuite de médicaments;* — utili-
sant le système expéditif et indispensable
des *fiches individuelles* (ce qui, pour la syphilis, par exemple, permettrait au médecin
d'avoir sous les yeux, et sans interrogatoire nouveau, tout le passé pathologique et
thérapeutique du malade); — dispensaires,

enfin, délivrant à tout malade, au verso de chaque ordonnance, une *instruction* élémentaire propre à l'éclairer sur les dangers de la syphilis et de la blennorrhagie, non pas seulement pour lui-même, mais par rapport à autrui, etc., etc.

Voilà encore une réforme, entre tant d'autres, qu'on peut dire nécessaire.

Et surtout, par-dessus tout, il faudrait qu'en tête de cet ensemble de réformes prît place celle qui s'impose au nom de l'humanité, celle que pour des raisons multiples et diverses je considère comme la plus importante et la plus urgente entre toutes, à savoir, la substitution à la consultation publique par fournées, à promiscuité écœurante, de la *consultation individuelle, privée, secrète*.

Pour moi, l'idéal serait qu'*une consultation hospitalière pour la syphilis se rapprochât le plus possible de ce qu'est en ville une consultation de même ordre*. Or, cet idéal n'est pas irréalisable (j'en parle par expérience, pour avoir essayé ce système à ma polyclinique des femmes, dans mon service de l'hôpital Saint-Louis).

Je voudrais, en somme, que l'ouvrier, le petit employé, le prolétaire, venant réclamer gratuitement à l'hôpital un avis médical pour la syphilis, y fût reçu, interrogé et examiné de la même façon que l'est en ville, dans nos cabinets de consultations, le bourgeois aisé qui s'y présente avec le porte-monnaie bien garni.

Je réclame donc énergiquement pour le consultant d'hôpital un privilège jusqu'alors dévolu seulement au client de ville, à savoir le *tête-à-tête* avec le médecin.

IV

Si j'avais l'ambition d'épuiser le sujet actuel, que n'aurais-je pas encore à vous dire, depuis ce qui concerne, par exemple, la prophylaxie dans l'armée jusqu'à la protection de ces malheureuses nourrices si souvent victimes de leurs nourrissons, et depuis les réformes à apporter dans l'enseignement de la vénéréologie jusqu'à l'abrogation de certaines mesures hospitalières, véritables erreurs de bon sens, telle, à n'en citer qu'un spécimen au passage, que le refus de médicaments à tout malade « ayant moins de six mois de résidence à Paris[1] » !

Mais il faut me borner, et je n'abuserai plus de votre attention que pour vous signaler un dernier point, point d'ordre pratique s'il en fût, comme vous allez en juger. Celui-ci a trait à l'*ignorance* des malades et du public en général par rapport à toutes choses concernant la syphilis.

Que de contaminations syphilitiques seraient sans nul doute évitées si le public était moins ignorant qu'il ne l'est des dan-

---

1. Ce qui tout dernièrement, par parenthèse, a coûté le voile du palais à l'une de mes malades. Une malheureuse femme s'était présentée à moi avec une gomme du voile en voie de ramollissement; je lui prescrivis tout aussitôt de l'iodure, mais l'administration le lui refusa, sous prétexte qu'elle n'habitait Paris que depuis trois mois. N'ayant pas l'argent nécessaire pour acheter le remède, cette femme resta sans traitement et nous revint huit jours plus tard avec le voile dilacéré, déjà à moitié détruit !

gers et des modes de contagion de la maladie!

Il est à croire, d'abord, que l'on s'exposerait moins facilement et moins souvent si l'on savait à quel ennemi on s'expose. — Est-ce que le novice, le collégien, par exemple, a notion du danger qu'il encourt alors qu'il se laisse racoler au sortir de son lycée par une rôdeuse de trottoirs?

D'autre part, que de contaminations transmises par ignorance des modes suivant lesquels peut se faire la contagion, ou même de la contagiosité de la maladie! Ainsi il m'est arrivé des centaines de fois de stupéfier et de terrifier certains de mes clients affectés de plaques muqueuses buccales en leur disant : « Surtout, monsieur, abstenezvous bien d'embrasser qui que ce soit, car avec de tels accidents vous pourriez transmettre la contagion. — Mais vous m'épouvantez, monsieur le docteur, me répondaient-ils; car tous ces jours-ci je ne me suis pas privé d'embrasser ou ma maîtresse ou ma femme, ou tel ou tel des miens. » — Comme exemples, j'ai dans mes dossiers trois observations de malades qui, atteints de plaques muqueuses buccales, ont contagionné *leur mère* par de tels accidents!

D'autre part, encore, que de syphilitiques se marient sans la moindre idée des conséquences néfastes qui peuvent résulter d'un mariage prématuré en état de syphilis!

Que de syphilitiques aussi confient leur enfant à une nourrice sans se douter que cet enfant peut infecter cette nourrice!

Et les femmes, et les très honnêtes mères de famille! Absolument inconscientes de la syphilis, elles ne font rien pour s'en préserver, non plus que pour en préserver leurs enfants.

Deux exemples, cueillis au hasard dans mes notes.

Mandé dans une famille pour un enfant affecté de rougeole, je trouve là, soignant cet enfant et deux autres bébés, une bonne anglaise qui portait à la lèvre supérieure un superbe chancre induré en pleine ulcération. Or, cette femme était atteinte de ladite lésion depuis quatre à cinq semaines, et personne dans la maison, pas même la mère de ces jeunes enfants, pas même le père, ne s'en était encore inquiété !

Un jour, une de mes clientes me vantait les qualités de la nourrice de son bébé. « Figurez-vous, me disait-elle, qu'elle a tant de lait, mais tant de lait, qu'il lui arrive souvent aux Tuileries, où nous allons chaque après-midi, de donner le sein pour se soulager à deux ou trois nourrissons que nous rencontrons là. » Et comme je lui reprochais vivement cette périlleuse imprudence, en lui disant que de la sorte sa nourrice s'exposait à être contagionnée de syphilis, elle me répondit avec la plus parfaite candeur : « La syphilis ? Mais qu'est-ce donc que cela, la syphilis ? »

Il conviendrait donc que, par des procédés qu'il reste à déterminer et qu'étudiera très certainement notre ligue, le public fût plus initié qu'il ne l'est aujourd'hui à ce qu'il est de son intérêt de connaître, c'est-à-dire aux dangers individuels de la syphilis comme aussi à ses dangers de contamination pour autrui.

Et ce n'est pas tout sur ce même point. Car cette question en comprend une autre, bien plus délicate, bien plus palpitante encore, en ce qu'elle touche à la sauvegarde des êtres qui nous sont le plus chers, à savoir, la sauvegarde des *jeunes*. Celle-ci se formule de la façon que voici :

Faut-il ou non faire, sur les matières qui nous occupent, l'*éducation du jeune homme* ?

C'est là un point sur lequel j'ai été consulté bien souvent. Et, en effet, le bon père de famille qui voit poindre pour son fils la dix-septième ou la dix-huitième année ne manque guère d'envisager avec anxiété la crise qui se prépare. « Voilà mon gamin, se dit-il, qui commence à lorgner furieusement les femmes. Que dois-je faire, quel est mon devoir ? Dois-je ne pas m'en mêler et laisser aller les choses comme le hasard les dirigera ? Ou bien dois-je intervenir, et comment, pour le prévenir et le préserver des dangers auxquels j'ai peu d'espoir qu'il ne s'expose pas un jour ou l'autre? »

Tel est le problème. Or, que de divergences d'opinion en l'espèce !

Les uns vous diront : « Bien certainement oui, il faut intervenir. Protection est due au jeune âge. Nombre de jeunes gens ne s'exposeraient pas ou s'exposeraient moins s'ils savaient ce à quoi ils s'exposent. » Donc, faites la morale à l'adolescent; et comme, suivant toute vraisemblance, la morale ne suffirait pas, effrayez-le un peu ou même beaucoup au besoin. Un bon averti, suivant le proverbe, en vaut deux. Ou bien encore, suivant un autre proverbe, « la crainte de la vérole est le commencement de la sagesse. »

Il serait donc bon que dans les collèges, dans les lycées, où tant et tant de jeunes gens sont internés loin de leur famille, quelques avertissements fussent donnés aux élèves des classes supérieures relativement aux dangers des affections vénériennes.

Pourquoi, par exemple, des conseils de ce genre ne trouveraient-ils pas place dans un cours d'hygiène où, sous prétexte de parler de toutes choses d'hygiène dont la connaissance ne pourrait d'ailleurs qu'être utile, le professeur introduirait un chapitre relatif au sujet spécial en question, chapitre qui, à coup sûr, serait curieusement écouté et qui ne manquerait guère de profiter pour le moins à quelques-uns?

Suivant d'autres, au contraire, « tout ce qu'on fait ou rien en l'espèce, c'est la même chose. C'est peine perdue que de chapitrer un jeune homme ou même de l'effrayer. « Tous les conseils, tous les épouvantails même, ne prévaudront jamais contre l'aiguillon de la chair, contre la rencontre d'un mollet bien tourné. »

D'autres encore se voilent la face à la proposition d'initier un adolescent à la connaissance de telles choses. « Quoi! disent-ils, vous ne craignez donc pas de déflorer une innocence! C'est un sacrilège, une profanation que vous allez commettre en ou-

vrant de tels horizons à un jeune homme.
Vous allez *ternir d'un souffle impur le cris-
tal d'une âme vierge!* » Etc., etc.

En sorte, vous le voyez, que la question
est aussi différemment jugée que possible et
que la solution pratique à faire intervenir ne
pourra être mise au point qu'après mûres
discussions entre gens de compétences va-
riées. C'est donc là, entre tant d'autres, un
sujet de toute première importance, sujet
que, sans nul doute, étudiera la ligue et sur
lequel elle produira son sentiment [1].

Mais je m'arrête, car je n'en finirais jamais
si je voulais tout dire.

Ce qui précède, d'ailleurs, n'a la préten-
tion d'être ni un programme ni un mani-
feste. J'ai parlé en mon nom, en mon nom
personnel exclusivement, et avec le seul
désir de vous persuader de ces deux points :

1° Que notre prophylaxie actuelle contre

---

1. Cette prévision s'est, en effet, réalisée. — Voir, dans le
Bulletin de la Société de Prophylaxie sanitaire et morale,
t. Ier, la longue discussion à laquelle cette question a donné
lieu.

les affections vénériennes et contre la syphilis en particulier est boiteuse, surannée, incomplète, défectueuse, insuffisante au total;

Et 2° qu'en s'attachant à l'amender, à la compléter, à la moraliser, à la perfectionner en un mot au triple point de vue scientifique, légal et humanitaire, une Œuvre comme la nôtre sera sans doute capable de réaliser un progrès, de faire quelque chose d'utile, de charitable, de *bon*.

Certes, nous nous attendons bien à ne pas forcer du premier coup toutes les convictions sur nombre des points qui formeront notre cadre d'études. Nous prévoyons même que, sur quelques-uns de ces points, nous allons nous heurter à des résistances, à des oppositions, à des obstacles de divers ordres, et probablement même essuyer de temps à autre des échecs, des déceptions, des revers. Mais nous persévérerons, certains que nous sommes de nous être engagés sur une bonne voie, et d'autres, d'ail-

leurs, persévéreront après nous, fidèles en
cela les uns et les autres à cette belle pensée
de Pasteur, qui était non seulement un
grand génie, mais encore un grand cœur :
« En fait de bien à répandre, le *devoir* ne
cesse que là ou manque le *pouvoir* de faire
plus et mieux. »

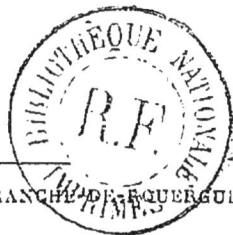

SOCIÉTÉ ANONYME D'IMPRIMERIE DE VILLEFRANCHE-DE-ROUERGUE
Jules Bardoux, Directeur.

PUBLICATIONS DE LA SOCIÉTÉ

(1) On peut se procurer toutes ces publications, soit isolément, soit par groupe ou par collections, — et dans ces derniers cas à des prix de propagande, — chez notre éditeur, M. Ch. Delagrave, 15, rue Soufflot, à Paris.

www.ingramcontent.com/pod-product-compliance
Lightning Source LLC
Chambersburg PA
CBHW030931220326
41521CB00039B/2140